KEMINK EN ZOON

Utrecht

over de Domkerk.

Beitrag

zur

Lehre von dem osteomalakischen Frauenbecken.

Inaugural-Dissertation

der

medicinischen Facultät zu Giessen

bei

Erlangung der medicinischen Doctorwürde

vorgelegt

von

Gustav Münch

aus Giessen.

Präses : Geheimerath Dr. v. Ritgen.

Mit 4 Tafeln.

Giessen, 1851.

Druck von Wilhelm Keller.

Meine Absicht bei der Bearbeitung vorliegenden Gegenstandes war, ein Interesse darbietendes Präparat der hiesigen pathologisch-anatomischen Sammlung einem gröfseren, medicinischen Publikum vorzustellen. Wenn ich dadurch für eine spätere, gründliche Abhandlung dieses Themas einen kleinen Beitrag liefere, so hat meine Arbeit ihren Zweck erreicht.

Den Herren Professoren der Medicin, Dr. Wernher und Geheimerath v. Ritgen, die mich mit Wort und Material bereitwillig unterstützten, fühle ich mich zu hohem Danke verpflichtet.

G. Münch.

Im Jahr 1841 wurde durch die Vermittelung eines Arztes dem hiesigen pathologisch-anatomischen Kabinet eine Leiche übersandt, von welcher das hier abgebildete Präparat stammt. Aufser dem Becken sind noch die beiden unteren Extremitäten und der Schädel vorhanden; alles durch Knochenerweichung verändert; selbst die Corticalsubstanz der Schädeldecken ist so dünn, dafs das Gewicht des Schädels unter das Gewöhnliche herabgesunken ist.

Es liegen einige Notizen über die Krankheit des Individuums, von dem diese Präparate herrühren, vor. Ich will dieselben, obgleich sie nur oberflächlich und dürftig sind, zuerst hier mittheilen.

A. S., 22 Jahre alt, war gebürtig aus B. Ihr Vater, ein Küfer, stets gesund, starb nach fünftägigem Krankenlager am Croup. — Ihre Mutter, eine Frau Anfangs der Fünfziger, litt seit 16 Jahren an häufigen Magenkrämpfen und an trocknem Husten. Das Mädchen selbst soll bis zum siebenten Lebensjahre gesund, munter, verständig, mit schöner Stimme begabt und durchaus gut gewachsen gewesen sein. — In ihrem ersten Lebensjahr wurde sie geimpft, aber ohne Erfolg; eine Revaccination haftete ebensowenig wie eine dritte, welche im siebenten Lebensjahre vorgenommen wurde. — Etwa ein viertel Jahr nach diesem letzten Versuche stellte sich eines Tages ein starkes Nervenzucken ein, welches trotz aller angewandten Mittel immer häufiger und heftiger wiederkehrte und endlich zur vollkommenen Fallsucht sich ausbildete. — Inzwischen hatte sich die Mutter des

Kindes, welche arm und dürftig geworden war, in N., einer gröfseren Stadt, eingebürgert. Als das leidende Wesen noch ein Jahr in den ärmlichsten Verhältnissen zugebracht, nahm sich die Central-Armen-Commission in N. desselben an und verfügte seine Unterkunft bei Pflegeältern. — Diese konnten oder wollten sich endlich der Pflege nicht länger unterziehen, da sich die Anfälle von Epilepsie zu häufig, selbst auf die geringste Veranlassung, auf die mindeste Alteration wiederholten. — S. kam defshalb in ihrem neunten Lebensjahre für beständig in das Mainzer Bürgerhospital. — Ob etwas zu ihrer Heilung gethan wurde, kann nicht angegeben werden, da bis zum Jahr 1834 alle Data fehlen. — Man wufste nur, dafs sie noch bis zu dieser Zeit ausgehen konnte. — 1834 aber fiel S. in einem Anfall von Epilepsie eine steinerne Treppe des Hospitales herab, wobei sie sich angeblich die Hüfte verrenkte und zu Bett gebracht werden mufste. Sechs Wochen hütete sie dasselbe, während welcher Zeit nach der Aussage ihrer Umgebung ein grofses Knochenstück sich losgestofsen, das vom Wundarzt mit Instrumenten fortgeschafft worden sei. — Zu Ende dieser Periode war Vernarbung der dadurch entstandenen Wunde eingetreten; aber das Mädchen konnte nicht mehr gehen. — Die eine Extremität war verkürzt, an der andern trat in kurzer Zeit eine Verkrümmung und Lähmung ein, so dafs die Kranke von jetzt an im Bett und theilweise in einem Lehnstuhle zuzubringen gezwungen war. — Von dieser Zeit an schien sich die Knochenerweichung zu datiren, die einen sehr langsamen Verlauf genommen haben mufs, da die Umgebung der Kranken nichts Auffallendes über ihre Verwachsung anzugeben wufste, sondern nur bemerkte, dafs sie immer buckliger geworden, dafs ihr Verstand abgenommen, dafs sie aber noch vor ungefähr 3 Jahren ihre Hände zum Stricken habe gebrauchen können. — Doctor . . . . fand 1839 das Mädchen schon in dem Zustande, dessen Ausdruck die Leiche noch an sich trug (Tafel IV); keinem Menschen mehr ähnlich, sondern dem Thiere gleich nur nach Essen und Trinken verlangend, nur für die Stimme der gewohnten Umgebung empfänglich. — Epileptische Anfälle folgten periodenweise rasch aufeinander und waren mitunter von ziemlicher Dauer; Stuhl und Harn gingen stets unfreiwillig ab; jedem Anfall ging ein heftiges Schreien voraus. — Indessen waren seit dem letzten halben Jahr die Anfälle weniger häufig geworden; dagegen stellte sich ein öfteres Aufschreien auch aufser denselben ein. — Fragte man nach der Veranlassung dieses Schreiens, so beklagte sich S. über heftige Schmerzen in den Beinen. Nie kam eine Klage über Kopfschmerz vor. — In den letzten drei Tagen schrie das Mädchen noch sehr viel; lag übrigens fast immer soporös da.

Es liegt also hier ein Fall von einer in hohem Grade ausgesprochenen Osteomalacie vor, bei einem 22jährigen Mädchen, das noch nicht geboren hatte und wahrscheinlich auch noch virgo intacta war. — Derselbe ist daher den Beobachtungen beizuzählen, welche von d'Outrepont, Fleischmann u. a. zur Widerlegung der Ansicht aufgeführt worden sind, dafs die Osteomalacie nur bei Weibern, die schon geboren haben, vorkomme.

Zu welcher Zeit bei dem Individuum die Krankheit begann, läfst sich nicht genau bestimmen. — Der Verfasser der Krankengeschichte nimmt an, dafs dieselbe mit dem Fall des Mädchens auf der steinernen Treppe, also im 15. Lebensjahre ihren Anfang genommen habe.

Es unterliegt keinem Zweifel, dafs damals schon das Leiden vorhanden war, da sich seine Folgen durch Verbiegung der Knochen der Extremitäten kund gaben. — Nach den Angaben der pathologischen Anatomie soll eine Verkrümmung der Extremitäten erst bei hoher Ausbildung der Krankheit und in späterer Zeit als die der Knochen des Rumpfes erfolgen. Ich glaube defshalb schliefsen zu dürfen, dafs die Osteomalacie bei diesem Individuum schon vor dem 15. Jahr entstanden ist.

Wie die Krankengeschichte nachweist, litt das Mädchen seit seinem 7. Jahre an einem Nervenübel. — Dieses Uebel zeigte in seinem Verlauf einen gewissen Einklang mit dem Verlauf des Knochenleidens; beide steigerten sich bis zur letzten Zeit des Lebens. — Es könnte möglich sein, dafs zwischen diesen beiden Erscheinungen ein Zusammenhang stattgefunden hat; jedoch wage ich nicht, darüber etwas auszusprechen.

Ueber einen Punkt der Krankengeschichte giebt das Skelett noch näheren Aufschlufs, nämlich über die durch den Fall auf der steinernen Treppe erlittene Verletzung. — Die beiden unteren Extremitäten sind im höchsten Grade verkrümmt; an dem Oberschenkelbein ist beiderseits ein durch knöchernen Callus geheilter Schiefbruch zu bemerken. — Rechts ist dieser Bruch ein Splitterbruch und hier scheint sich das erwähnte Knochenstück abgestofsen zu haben, denn das rechte Oberschenkelbein hat nur die Länge von 28 C. M., während sie bei dem linken 38 C. M. beträgt. — Beide Brüche sind mit winkeliger Dislocation der Knochenenden geheilt.

Das meiste Interesse bietet das Becken dar, und ich gehe defshalb auf eine nähere Beschreibung desselben über, da es vorzugsweise den Gegenstand dieser Abhandlung bilden soll.

Am ersten in die Augen fallend ist die Kleinheit des ganzen Beckens. Die Abbildungen geben die natürliche Gröfse desselben wieder. — Wir finden an demselben die für das osteomalakische Becken angegebenen Veränderungen nicht allein in hohem Grade ausgesprochen; sondern den bis jetzt bekannten Grad noch überschritten. — Das Herabsinken des Kreuzbeins, das schnabelförmige Einknicken der Schoofsbeine, den nicht blofs zur Kartenherzform, sondern fast bis zur V Form veränderten Beckeneingang, der zur schmalen, dreieckigen Spalte verengerte Ausgang ist wohl an keinem osteomalakischen Becken deutlicher anzutreffen. — Um nun das diesem Fall Eigenthümliche besser hervorzuheben, gehe ich die Veränderungen der einzelnen Knochen in Detail durch und beginne mit dem Kreuzbein.

Auf dem Kreuzbein sitzen noch der 4. und 5. Lendenwirbel. Dieselben nehmen die Stellung einer Scoliosis dextra mit Lordose ein, die sich beide auch noch auf die obere Parthie des Kreuzbeins fortsetzen. *)

---

*) Tafel I stellt dieses nicht richtig dar; die Scoliose scheint dort eine linke zu sein.

Diesen Verkrümmungen nach ist der Körper der Lendenwirbel an der Fläche, wo das Ligamentum longitudinale anterius läuft, höher als an der Seite, welche dem Rückenmarkskanal zugekehrt ist; ebenso ist die rechte Seite noch auffallend höher, als die linke.

Erster Lendenwirbel

Rechte	Seite	8‴ hoch
Linke		7‴ „

Zweiter Lendenwirbel

Rechte	Seite	9‴ hoch
Linke		$5\frac{1}{2}$‴ „

In einem ähnlichen Zustande befinden sich die Fortsätze dieser Wirbel.

Der Abstand des vierten von dem fünften Lendenwirbelkörper beträgt rechts 5‴, links 6‴. Die Verbindung der beiden Wirbelkörper ist nur durch das Ligam. long. anter. und die Bänder der Fortsätze erhalten; der Intervertebralknorpel fehlt vollkommen (Tafel I). Ebenso der zwischen dem letzten Lendenwirbel und dem Kreuzbein, deren Abstand ebenfalls merklich vermindert ist.

Das Kreuzbein ist bedeutend zwischen die beiden Darmbeine herabgesunken und zwar in dem Grade, dafs der obere Rand des fünften Lendenwirbels den Punkt einnimmt, an welchem sich früher das Promontorium befand. — Aufserdem ist das Kreuzbein auffallend nach vornen getreten und zwar mit der linken Seite mehr als mit der rechten, so dafs eine scoliotische Verbiegung nach rechts dadurch gebildet wird. — Diese Verbiegung erstreckt sich jedoch nur auf die obere Parthie des Kreuzbeins, die drei ersten Wirbel; schon mit dem dritten Wirbel beginnt eine Biegung etwas nach links, so dafs der vierte Kreuzbeinwirbel und die Steifsbeinwirbel in gerader Richtung nach vornen und abwärts treten. Das Kreuzbein mit dem Steifsbein erscheint also in der Richtung von oben nach unten zu einem spitzen Winkel eingeknickt; dabei ist der obere Theil (Schenkel) desselben nach rechts gewendet, der untere nach links.

Die Concavität des Kreuzbeins von rechts nach links ist vollkommen verschwunden; dasselbe ist schwach convex geworden. Der letzte Kreuzbeinwirbel und das Steifsbein haben jedoch ihre Concavität erhalten.

Auf der linken Seite fehlt vollkommen jede knorpelige Verbindung mit dem Darmbein; von der Synchondrosis sacro-iliaca ist nichts mehr wahrzunehmen. Die Facies auricularis des Kreuzbeins hat die des Darmbeins verlassen; es ist eine vollkommene Luxation eingetreten. — Das Kreuzbein ist an dieser Stelle so fest auf das Darmbein gekeilt, dafs die Kante, welche durch das Zusammentreten der seitlichen und vorderen Fläche des Kreuzbeins gebildet wird, vollkommen fehlt, gleichsam abgesprengt ist. (Tafel I stellt dieses deutlich dar.) Es scheint, als ob das Kreuzbein mit Gewalt zwischen die Darmbeine gekeilt worden sei, und dieses Ansehen wird noch dadurch vermehrt, dafs der erste Kreuzbeinwirbel durch eine Fissur, deren scheinbare Ursache die Einkeilung ist, auf der linken Seite von dem zweiten getrennt wird.

Es findet sich auch an diesem Kreuzbein die für das osteomalakische Becken angenommene Eigenthümlichkeit, nämlich dafs dasselbe in seiner unteren Parthie im Verhältnifs zur oberen an Umfang und Masse mehr abnimmt.

Von den beiden ungenannten Knochen ist der rechte rücksichtlich seines Gewebes und seiner einzelnen Parthieen am wenigsten verändert. — Er besitzt noch eine Synchondrosis sacro-iliaca; das Ligamentum Poupartii ist vorhanden, sowie der knorpelige Rand der Pfanne. — Ferner fehlt keine Parthie des Knochens. — Die Verbiegungen an demselben sind in hohem Grade und scharf ausgesprochen.

Zuerst erwähne ich die Einbiegung der Darmbeinschaufeln von dem vorderen Theile der Crista ilei nach hinten und unten, der von Kilian sogenannte Sulcus iliacus. — Er ist, wie dieses gewöhnlich der Fall sein soll, an dem rechten Darmbein am schärfsten ausgeprägt und zwar an unserem Becken bedeutend. — Die Stellung dieses Darmbeins ist mehr senkrecht, als gewöhnlich, jedoch im Verhältnifs zum Sulcus iliacus unbedeutender, als links. — Während auf der linken Seite die Darmbeinrinne nicht so auffallend ist, nimmt das Darmbein eine fast senkrechte Stellung ein. (Tafel I.) Es konnte dieses nur durch die in der Synchondrosis sacro-iliaca stattgehabte Luxation möglich werden. — Kilian giebt als eine grofse Seltenheit an, wenn die Rinne links beinahe ganz fehlt; zugleich soll dann der Stand des Darmbeins ein fast senkrechter sein. — Hofmann*) behauptet dagegen, dafs beim Fehlen der Rinne des linken Darmbeins, die Stellung desselben nie so senkrecht sei, wie rechts. Für die Mangelhaftigkeit dieser Beobachtung und für die Wahrheit der von Kilian spricht vorliegender Fall.

Die Linea innominata ist an beiden Darmbeinen nicht mehr zu erkennen. — Die Leiste, welche sie am gesunden Knochen bildet, ist gänzlich ausgeglichen; an ihrer Stelle ist die Pfannenwand so stark nach innen getreten, dafs sie einen rundlichen Vorsprung bildet. — Die Richtung der Linea innom. würde hier Sförmig sein, während sie im normalen Zustande beinahe einen Halbkreis bildet. — Der Vorsprung, welcher durch die Pfannwand nach innen entsteht, ist so stark, dafs er sich mit seiner vorderen Parthie an den der andern Seite anlegt und so anstatt der Symph. oss. pubis den oberen Beckenreif an dieser Stelle schliefst. — An dem Punkt, wo das Schoofsbein in den Pfannenrand übergeht, kurz vor der Synostosis pubo-iliaca, ist die stärkste Einbiegung desselben. Der horizontale Ast des Schoofsbeins tritt nach der Schoofsfuge hin schon wieder etwas nach aufsen; ferner biegt er sich stark nach oben. (Tafel I u. II.) Solche starke Verkrümmungen wurden nur dadurch möglich, dafs das

---

*) Dr. Hofmann: Das regelwidrige weibliche Becken. München 1839.

Schambein dieser Seite ganz isolirt nach vornen regt; das der andern Seite aber vollkommen fehlt.

Der Sitzknorren ist nach oben und vornen gerückt, so dafs beinahe aller Zwischenraum zwischen ihm und der Pfanne mangelt. — Die Entfernung seiner äufsersten Spitze vom unteren Pfannrand beträgt nur 1″ 2‴, im normalen Zustande dagegen 2″ 2‴.

Durch das Nachobentreten des Sitzknorrens ist ein consecutives Steigen des absteigenden Astes des Schoofsbeins erfolgt und dadurch ein Heben des horizontalen Astes desselben an seiner Verbindungsstelle mit dem absteigenden. — Da aber die Erhebung des horizontalen Astes nicht in hinreichendem Grade geschehen konnte, so hat der absteigende Ast, durch den Sitzknorren gedrängt, eine Einbiegung noch aufserdem erlitten, wodurch seine Länge verkürzt wurde. (Tafel II.) — Der Sitzknorren ist natürlich mit der Pfanne nach innen getreten, so dafs er den der anderen Seite sicher berühren würde, wenn derselbe noch vorhanden wäre. — Seine Fläche ist nicht nach unten gekehrt, wie am gesunden Knochen, sondern nach der Seite.

Die Spina ischii ist mehr als gewöhnlich nach innen gebogen.

Von verschiedenen Autoren wird als Regel behauptet, dafs das Durchscheinen des Lichtes an den tiefsten Stellen der Darmbeinschaufeln bei osteomalakischen Knochen nicht mehr wahrzunehmen sei. — Ich finde dieses hinsichtlich der rechten Darmbeinschaufel an unserem Becken bestätigt, aber nicht der linken, welche durchscheinender ist, wie beim gesunden Knochen. Von anderen Schriftstellern ist dieselbe Beobachtung angegeben, so dafs obige Erscheinung wenigstens nicht als Gesetz betrachtet werden kann.

Von gröfstem Interesse an vorliegendem Fall sind die Veränderungen des linken Os innominatum.

Auffallend im Verhältnifs zu demselben Knochen der rechten Seite ist, wie schon oben bemerkt, die beinahe senkrechte Stellung desselben. — Der Sulcus iliacus ist, wenn auch nicht in dem Grade wie rechts, doch merklich ausgesprochen. — Die Pfannenwand hat sich stark nach innen gewendet, sie liegt mit ihrer vorderen Parthie der der anderen Seite vollkommen an. Jedoch steht sie etwas weiter vor als diese und kehrt ihre ganze Höhlung nach vornen; die rechte mehr seitlich, so dafs von dem hinteren Rande letzterer ein Querdurchmesser durch das Becken nach links gezogen hinter der Pfanne dieser Seite vorbeigehen würde. — Aufserdem steht die rechte Pfanne höher als die linke. (Tafel I.)

Das Schoofsbein des eben zu beschreibenden Os innom. ist gänzlich verschwunden; ebenso der aufsteigende Ast des Sitzbeins, der ganze Sitzknorren bis an den Rand des Acetabulums. Der vordere Rand des Acetabulums fehlt ebenfalls; die Wand desselben verdünnt sich allmählig an der mangelhaften Stelle, wird zuletzt zu einer dünnen Membran und läuft dann in einen schmalen Bandstreifen aus, der sich an die Crista pubis der anderen Seite ansetzt und das einzige Ueberbleibsel der Verbindung der beiden ungenannten Knochen durch eine Schoofsfuge bildet. (Tafel II.)

Die Pfanne ist ferner tiefer und breiter, wie rechts; ihr senkrechter Durchmesser beträgt 1″ 8‴; rechts 1″ 6‴. Ihre knorpelige Auskleidung und ihr knorpeliger Rand fehlen.

Trotz dieser Mangelhaftigkeit des Knochens beträgt seine Länge von der Spina ilei anterior superior bis zum äufsersten Punkte des Restes des Os ischii 4″ 9‴; während die des rechten Knochens von der Spin. il. ant. sup. bis zum äufsersten Ende des Sitzbeinknorrens nur 4″ 6‴ ausmacht *).

Die mehr senkrechte Stellung des linken Os innom. trägt schon zu dieser Ausgleichung bei; aufserdem die vergröfserte Pfanne; ferner der scharfe, gleichsam in die Länge gezogene Rand des Darmbeins zwischen

*) Die Zeichnung (Tafel I) stellt dieses nicht genau dar; nach ihr erscheint das Os innom. wirklich verkürzt. Dieser Schein ist nur durch die Stellung des Beckens verursacht. — Tafel III stellt die Länge besser dar.

der Spina ilei ant. sup. und dem oberen Rande des Acetabulums, der auf dieser Seite 2″ 7‴, 7‴ mehr als auf der anderen Seite beträgt. — Am rechten Darmbein ist dieser Rand von oben nach unten zusammengedrückt.

Es hat also hier der Knochen seinen Verlust vollkommen selbst ohne Wiederersatz der verlorenen Theile ausgeglichen. — Da beide Beckenhälften eine gleichgrofse Last zu tragen und einen gleich grofsen Druck auszuhalten haben, so müssen ihre beiden Unterstützungspunkte, die Sitzknorren, in einer Ebene liegen. — Auf der linken Seite fehlt nun der Sitzknorren, es mufste daher der untere Rand der Pfanne an seine Stelle treten. Um das gleiche Niveau dieses Randes mit dem Sitzbeinknorren der anderen Seite herzustellen, hat sich der ganze Knochen senkrecht gestellt, das Acetabulum ist nach abwärts getreten; das Tuber ischii auf der rechten Seite hat sich in die Höhe gebogen und der ganze übrige Knochen ist von oben nach unten zusammengedrückt.

Das Bemerkenswertheste an unserem Becken ist jedenfalls der Verlust des linken Schoofsbeins und theilweise des Sitzbeins. Ueberhaupt erscheint die linke Seite im Verhältnifs zur rechten in hohem Grade atrophirt. — Es fehlen an derselben fast alle Knorpel und Bänder; selbst der Gelenkkopf des Oberschenkelbeines dieser Seite ist seines Knorpels beraubt, abgeplattet und ohne alle Glätte. Die Knochen dieser Seite entbehren an vielen Stellen selbst der Corticalsubstanz. — Zwar glaube ich, dafs manche kleinere Parthieen, die sich in einem sehr erweichten Zustande befanden, durch die Maceration verloren gegangen sind, jedoch von den meisten und vorzüglich mangelhaften Stellen kann dieses nicht angenommen werden.

Die allmählige Verdünnung des ungenannten Knochens an der Pfanne, sein Uebergang in eine Membran und zuletzt in einen Bandstreifen scheinen mir den deutlichen Beweis zu liefern, dafs diese Knochenparthieen durch eine langsame Resorption geschwunden sind. — Ich glaube, dafs diese Resorption dem krankhaften Procefs des Knochengewebes zugeschrieben werden mufs. — Die Osteomalacie ist mit einem Kleinerwerden der Knochen verbunden; diese Atrophie wird sich mit dem Fortschreiten des Processes ebenfalls vermehren müssen, so dafs sie sich zuletzt bis zur Resorption ganzer Parthieen des Knochens steigert. — Der vorliegende Fall war ohne Zweifel ein hoher Grad von Osteomalacie, wie er wohl selten zur Beobachtung kommen mag. — Das sehr frühe Auftreten des Uebels, seine Verbreitung über das ganze Skelett, die bedeutende Deformation desselben und der frühe Ausgang der Krankheit in Tod geben Beweise dafür ab.

Durch den Procefs, welchen wir mit dem Namen Osteomalacie bezeichnen, atrophiren die Knochen nicht allein, indem sich ihr Volum verringert, sondern auch die thierischen Bestandtheile derselben gehen einen Rückbildungsprocefs ein, sie verwandeln sich theilweise in Fett; aufserdem sind noch andere, uns nicht näher bekannte Veränderungen an ihnen bemerkbar. — Ich führe hier die Ansicht Rokitansky's *) über diesen Procefs an :

„Die Texturveränderung besteht in Osteoporose mit Atrophie, Tränkung des Knochens mit Fett, und daneben in einer Reduction desselben „zu seiner knorpeligen Grundlage; in dieser erscheinen die Knochenkörper „leer, bei durchfallendem Lichte durchsichtig, ohne Kalkkanälchen, die „lamellöse Structur ist verschwunden; zugleich erleidet sie eine merkwürdige Abänderung ihres chemischen Bestandes, indem das durch Kochen „gewonnene Extract sich nicht nur different von Chondrin, sondern auch „von Knochenleim verhält. — Diese letztgenannte Anomalie begründet „nicht nur höchst wahrscheinlich einen wesentlichen Unterschied der Osteomalacie von Rhachitis überhaupt, sondern auch insbesondere ihre Bösartigkeit.“

---

*) Pathol. Anatomie Seite 198.

Ebenso fand J. Müller in der Substanz der erweichten Knochen eine grofse Menge Fett, nach dessen Ausziehung durch Weingeist das übrige Gewebe häutig, biegsam war und bei längerem Kochen immer weicher wurde, ohne aufzuquellen.

Der Uebergang eines Gewebes in Fett ist aber der Weg zur Atrophie und Resorption desselben. Ich glaube defshalb mit Recht annehmen zu dürfen, dafs die Resorption der Knochen an vorliegendem Becken durch den hohen Grad der Osteomalacie mit bedingt worden ist.

In der „neuen Zeitschrift für Geburtskunde, Berlin 1851, 1. Heft, 30. Bd." ist ein Aufsatz von Geheimerath Dr. v. Ritgen „Ueber das rhachitische Becken" erschienen. — Er spricht dort über das Wesen der Rhachitis und die Art und Weise, wie sich Verkrümmungen, insbesondere der Beckenknochen, durch dieselbe bilden; vergleichend erwähnt er auch dabei der Osteomalacie und des osteomalakischen Beckens. — Indem v. Ritgen den rhachitischen Zustand Knochenwucherweiche und den osteomalakischen Knochenschwindweiche nennt, bezeichnet er damit beide Erscheinungen ihrem Hauptwesen nach ganz. — Er will unter diesem „schwind" die Verminderung des Knochens an Kalksalzen, die Resorption derselben, verstanden haben; im Gegensatz zur Rhachitis, wo die Erweichung mehr durch eine Auflösung der Kalksalze in dem das Volum des Knochens vergröfsernden Exsudate stattfinden soll. — Ich glaube, dafs dieser Name „Knochenschwindweiche" auch noch von einem anderen Gesichtspunkte aus für die Osteomalacie angenommen zu werden verdient, nämlich hinsichtlich der soeben besprochenen Atrophie des organischen Gerüstes der Knochen. — Er kann wohl keine bessere Rechtfertigung als durch vorliegenden Fall erfahren.

Auffallend ist, dafs sich diese hochgradige Resorption, wie oben angegeben, nur auf die linke Hälfte des Beckens beschränkt. Das linke Os innom. hat das Ansehen, als ob es durch eine Kraft gegen die andern Knochen gedrückt worden, und dadurch so bedeutend atrophirt, in sich selbst zusammengeschrumpft sei. — Es wäre möglich, dafs durch die Lage des Individuums auf der linken Seite, die sie der Abbildung (Tafel IV) nach eingenommen hat, der auf dieser Beckenseite lastende Druck ein mitwirkendes Moment zu dem ausgedehnten Schwinden der Knochen abgegeben habe.

Man nahm früher an, dafs die bei Rhachitis und Osteomalacie vorkommenden Verkrümmungen für diese Krankheit charakteristisch seien. — Der Irrthum entstand, weil man glaubte, die Ursache der Verkrümmungsform liege in dem Krankheitsprocefs. — Nägele hat diese Meinung zuerst umgestofsen, indem er nachwies, dafs auch bei Rhachitis zuweilen ähnliche Verbiegungen vorkommen, wie bei Osteomalacie. Kiwisch beschreibt in seiner Geburtskunde, II. Abtheilung, §. 107 ein rhachitisches Becken, das oberwärts die Form des osteomalakischen hat. — Die tiefe, fast rinnenförmige Aushöhlung der Darmbeinschaufeln; die verschobene Kartenherzform des Eingangs, der ungewöhnlich tiefe Stand des Promontoriums, welches der Mitte der Schambeinverbindung gegenübersteht, das mäfsig schnabelförmige Hervortreten der vorderen Beckenwand, die Knickung des Kreuzbeins in seiner untersten Parthie und die Verengerung des Schambogens geben demselben das Ansehen eines osteomalakischen; dagegen die auffallende Kleinheit des Beckens, die compacte Beschaffenheit des Knochens, die mangelnde Concavität der drei oberen Kreuzbeinwirbel und die relative Erweiterung des Beckenausganges sind deutliche Beweise von Rhachitis. Auch v. Ritgen erwähnt in oben angeführter Abhandlung eines männichen Beckens, das deutlich die Spuren der Rhachitis an sich trägt, in seiner Form aber dem gewöhnlichen osteomalakischen Becken ähnlich ist.

Diese Beispiele sind mehr als hinreichend, um zu beweisen, dafs bei der Verkrümmung des erweichten Beckens andere Momente influenziren als der Krankheitsprocefs. — Sie nöthigen zu dem Schlufs, dafs, sobald eine Erweichung des Beckens eingetreten, es für die Verbiegung gleichgültig ist, ob Rhachitis oder Osteomalacie vorausgingen.

v. Ritgen verdanken wir in dieser Beziehung durch seine Abhandlung über das rhachitische Becken manche Aufklärung, wefshalb ich einige der dort angegebenen Punkte hier benutze.

Den bedeutendsten Einflufs bei der Verkrümmung des erweichten Beckens hat die auf demselben ruhende Last der oberen Körperhälfte. Da die Richtung des durch diese Last erzeugten Druckes stets eine senkrechte ist, so wird die in Bezug auf die übrigen Beckenknochen veränderte Stellung des Kreuzbeins nur durch die Haltung des Beckens bestimmt werden; aufserdem durch die Haltung des ganzen Körpers. — In der Jugend ist die Stellung des Beckens immer eine aufgerichtete, wenn die Körperhaltung eine aufgerichtete ist. Es befindet sich das Promontorium fast in senkrechter Stellung über der Schoofsfuge. — Sinkt in diesem Falle das Kreuzbein durch die Wirbelsäule gedrückt nach abwärts, so wird die Richtung immer vorwärts nach der Schoofsfuge sein. — Bei Erwachsenen dagegen bildet der Vorberg mit der Schoofsfuge bei Männern einen Winkel von 45° und bei Weibern von 55°. Tritt unter diesen Verhältnissen das Kreuzbein durch eine Last in senkrechter Richtung nach abwärts, so sinkt es hinter die Symphyse, zwischen die beiden Darmbeine.

v. Ritgen bezeichnet diese beiden Arten des Einsinkens, die erste mit **Vorwärtseinsinken**, die letztere mit Rückwärtseinsinken und nennt das vorwärts eingesunkene Becken emprosthemptot und das rückwärts eingesunkene opisthemptot.

Dieses Gesetz bildet die Grundlage für die am Becken vorkommenden Verkrümmungen. Es liegt darin der Hauptunterschied der früher für Rhachitis und Osteomalacie als charakteristisch angenommenen Beckenformen.

Da Rhachitis meistens nur im kindlichen Alter vorkommt, also bei einer Stellung des Beckens, die der senkrechten nahe ist, so ist leicht ersichtlich, dafs die rhachitische Form meistens die vorwärts eingesunkene sein wird; bei Osteomalacie im späteren Alter, wo das Becken die oben angegebene Neigung hat, die rückwärts eingesunkene.

Es können aber Verhältnisse eintreten, die die ganze Sache dadurch ändern, dafs die Stellung des Beckens zur Zeit dieser Krankheiten eine andere wird. Wenn Kinder rhachitisch werden, ehe sie gehen gelernt, und dann viel in der Art sitzen, dafs ihre Fersen dem Steifse so viel wie möglich genähert sind, der Ruhepunkt auf die Fufssohlen und die hintere Fläche des Kreuzbeins fällt, Kopf und Hals über die Knie vorwärts geneigt, so sind die Lendenwirbel nach hinten gewölbt und bilden gleichsam eine kyphotische Krümmung, an der das Kreuzbein Theil nimmt. — Sobald das Kreuzbein in dieser Stellung einsinkt, wird es rückwärts einsinken.

Dasselbe findet natürlich statt, wenn eine wirkliche Kyphose oder eine zu gerade Aufrichtung der Wirbelsäule, Orthose nach v. Ritgen, vorhanden ist, bei der das Becken ebenfalls eine zu wenig gesenkte Stellung einnimmt.

In gleicher Weise wird, sobald die Rhachitis bei Erwachsenen auftritt, das Becken rückwärts einsinken. — Das männliche Becken, welches v. Ritgen anführt, soll auf diese Weise verkrümmt gewesen sein, und ich glaube auch der von Kiwisch erwähnte Fall ist hierher zu rechnen.

Das Vorwärts- und das Rückwärtseinsinken bedingen also, wie gesagt, die Hauptunterschiede der sogenannten rhachitischen und osteomalakischen Beckenformen; die Ursachen der übrigen Verkrümmungen sind theils eine weitere Folge von Obigem, theils sind sie untergeordneter Art; ich berücksichtige defshalb nur in kurzen Worten einige dabei in Anschlag kommende Punkte, um sie auf unseren Fall anwenden zu können.

Durch das Abwärtssinken des Kreuzbeins werden die durch die Synchondrosis sacro-iliaca mit ihm verbundenen Darmbeine in ihren hinteren Theilen ebenfalls eine Ortsveränderung und Verbiegung erleiden müssen, da das Promontorium sich nicht in gerader Richtung nach der Symphyse bewegt, sondern in die Beckenhöhle herein, also in einer Richtung, die nach abwärts und zugleich nach vorn geht. — Auf diese Weise entsteht der von Kilian sogenannte Sulcus iliacus. — Auf der Seite, nach welcher sich die Scoliose der Wirbelsäule richtet, wird auch dieser Sulcus am tiefsten sein. Ich habe diese Erscheinung an allen in der hiesigen pathol.-anatomischen Sammlung befindlichen Skeletten bemerkt; auch an vorliegendem Fall ist dieselbe auf eine ausgeprägte Weise wahrzunehmen. — Da die Scoliosis dextra bei weitem häufiger vorkommt, als die sinistra, ja fast die gewöhnliche ist, so stimmt dieses ganz mit den Beobachtungen von Kilian überein, der den Sulcus iliacus meistens rechts und in höherem Grade als links wahrgenommen hat. — Ist keine Verbiegung der Wirbelsäule vorhanden, so wird die Rinne natürlich auf beiden Seiten gleich stark sein müssen.

Vorzüglich in die Augen fallend sind am osteomalakischen Becken die zur Form eines Schnabels eingebogenen Schoofsbeine. Diese Verkrümmung ist nur als die Folge eines Einsinkens des Beckens durch den Druck der beiden Oberschenkelköpfe dem Querdurchmesser nach zu betrachten. Die Osteomalacie, als eine oft sehr schmerzhafte Krankheit, fesselt die Kranken die meiste Zeit an's Bett, wo sie in der einen oder andern Seitenlage verharren. Es wird demnach das Becken durch die Schwere in seinen Querdurchmessern einsinken und an den beiden Schoofsbeinästen, vor der Synostosis pubo-iliaca, der dünnsten Knochengegend des Beckens, eine Einbiegung erleiden, wodurch der sogenannte Schnabel entsteht *).

---

*) Nach v. Ritgen's Ansicht werden die dünnsten und härtesten Stellen der Beckenknochen bei der Knochenschwindweiche am frühesten und stärksten erweicht und defshalb auch am frühesten verbogen. — Eine Unterstützung dieser Ansicht finde ich in den von Rees (Schmidt's Jahrb. Bd. XXXII, S. 8) aufgeführten, vergleichend angestellten Analysen, die ich defshalb hier folgen lasse:

Im Zustande der Erweichung:

	erdige Substanz	thierische Substanz
Fibula	32,50	67,50
Rippe	30,00	70,00
Wirbel	26,13	73,87.

Unser Becken liefert davon einen hinreichenden Beweis. Die Pfannen beider Seiten sind zusammengedrängt, liegen sich fast an. Ihre hintere Wand bildet eine rundliche Prominenz in die Beckenhöhle, die Zeugnifs ablegt, dafs hier Druck nach innen stattgefunden hat. — Da der Schnabel nur zur Hälfte vorhanden ist, indem das linke Schoofsbein fehlt, so steht das rechte ganz isolirt nach vornen und hat demnach, von der Bildung des oberen Beckenreifes ganz ausgeschlossen, seiner Festigkeit beraubt, durch Muskelzug und Lage des Körpers verschiedenartige Biegungen erlitten.

Die übrigen Verkrümmungen, welche am osteomalakischen Becken vorkommen, sind beinahe an jedem verschieden, je nach der Lage des Kranken, dessen Unterlagen und sonstige Unterstützungsmittel des Körpers. — Auf diese Weise hat unser Becken solche Abplattungen erlitten, dafs man an ihm verschiedene Flächen, wie an einer dreiseitigen Pyramide unterscheiden kann, deren Spitze in dem Ausgang des Beckens liegt. — Die untere Hälfte des Kreuzbeins mit dem Steifsbein, die ganze äufsere Fläche des rechten Os innominatum, mit Ausnahme des hinteren Theiles desselben, der durch die Erhabenheit, welche der Sulcus iliacus hervorruft, abgegränzt wird, liegen in einer Ebene, so dafs sie die eine Fläche bilden. (Tafel IV.) Der Rest der äufseren Fläche des rechten Darmbeins, der obere Theil des Kreuzbeins und die hintere Parthie der äufseren Fläche des linken Darmbeins liegen ebenfalls in einer Ebene und bilden die zweite Fläche. — Der übrige Theil des linken Os innom. macht die dritte Fläche dieser angenommenen Pyramide aus. (Tafel II.)

Im normalen Zustande :

	erdige Substanz	thierische Substanz
Fibula	60,02	39,98
Rippe	57,49	42,51
Wirbel	57,42	42,58.

Es geht daraus hervor, dafs der Verlust des dichtesten Knochens, der Fibula, über die Hälfte der Salze des normalen Zustandes beträgt, während der spongiösere, der Wirbel, noch nicht die Hälfte derselben in seinem Verluste erreicht hat.

Die gröfste von diesen Flächen ist die auf der rechten Seite, so dafs wahrscheinlich der Körper sich oft in einer Lage befand, in der diese Fläche die Basis des Beckens bildete.

Messung des Beckens.

A. Das grofse Becken.

a) Die Entfernung von der Mitte der Crista oss. ilei bis an denselben Punkt der anderen Seite 5″ 7‴,
b) Abstand der beiden Spin. anter. superiores 4″ 8‴,
c) Abstand der beiden Spin. anter. inferiores 2″ 8‴,
d) Abstand der beiden Spin. poster. superiores 3″ 2‴.

B. Der Beckeneingang.

a) Die Conjugata — von dem Promontorium bis zu dem Punkt, wo die Pfannen beider Seiten fest aneinander liegen 1″ 2‴,
b) von dem Promontorium bis zur Crista pubis (rechts) 2″ 6‴,
c) der Querdurchmesser 1″ 6‴,
d) derselbe an den Stellen, wo die Darmbeine am weitesten abstehen und diese Linie durch das vorragende Promontorium unterbrochen wird 2″ 11‴,
e) Abstand der rechten Hüftkreuzbeinverbindung von dem Promontorium 1″ 8‴,
f) derselbe links 1″ 7‴,
g) die Makrochorden :

1) Abstand der rechten Hüftkreuzbeinverbindung von dem die Schoofsfuge vertretenden Punkt 1″ 4‴,
2) auf der linken Seite 2″ 2‴,
3) Entfernung der beiden Hüftkreuzbeinverbindungen von einander 2″ 11‴,

h) die Mikrochorden :
1) Entfernung der beiden Pfannenwände = 0,
2) Abstand des Tuberculum ileopect. von der Mitte des Vorbergs links 11‴,
3) derselbe rechts 8‴.

C. Der Beckenausgang.

a) Abstand des rechten Tuber ischii und der linken Pfannenwand (an der Stelle des linken fehlenden Tuber ischii) 1″ 7‴,
b) Abstand der Sitzbeinstacheln 1″ 5‴,
c) Abstand derselben von den Kreuzbeinflügeln 1″ 1‴,
d) Entfernung von der Steifsbeinspitze bis zu dem Punkt, wo sich die Wände beider Pfannen aneinander legen 1″,
e) Entfernung der Steifsbeinspitze von der Spina ischii links 3‴, rechts 6‴,
f) Entfernung der beiden Incisurae ischiad. an den tiefsten Punkten derselben 3″ 1‴.

Erklärung der Abbildungen.

Tafel I. Das Becken von vorn und oben gesehen.

Tafel II. Das Becken von der Seite, den linken Theil vorgewendet.

Tafel III. Das Becken von der Rückseite, der Beckenausgang stark nach vorn stehend.

Tafel IV. Das ganze Individuum; die Abbildung ist im Dritttheil der natürlichen Gröfse des Individuums von der im hiesigen pathologisch-anatomischen Cabinet sich befindlichen copirt.

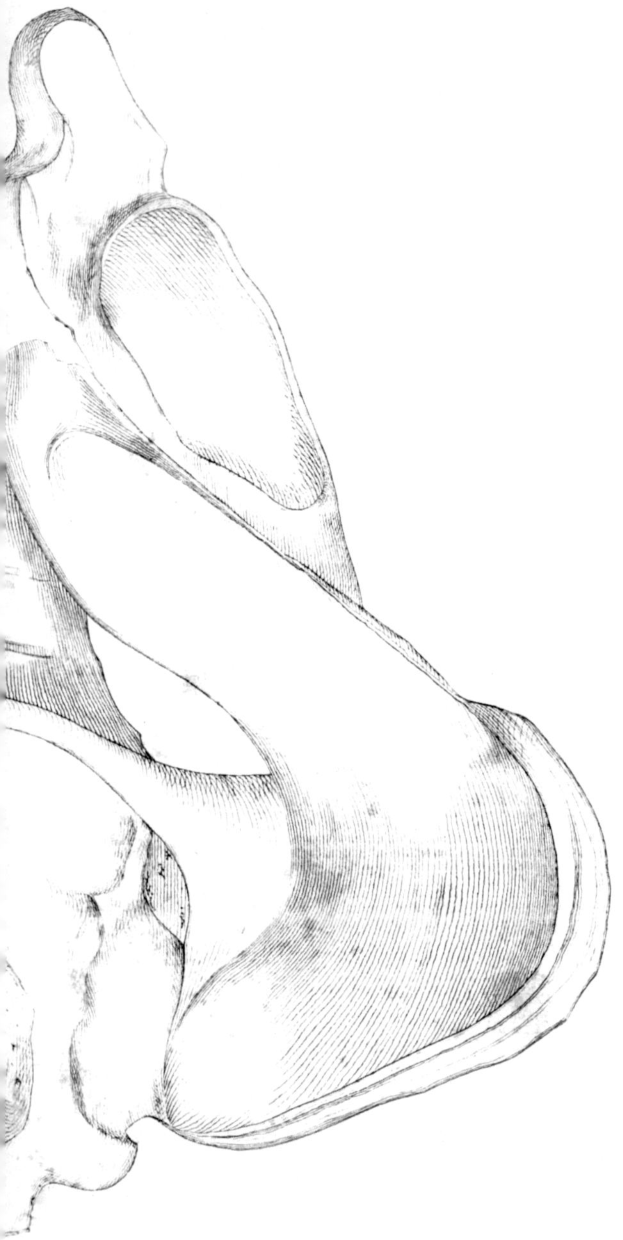

Tafel.1

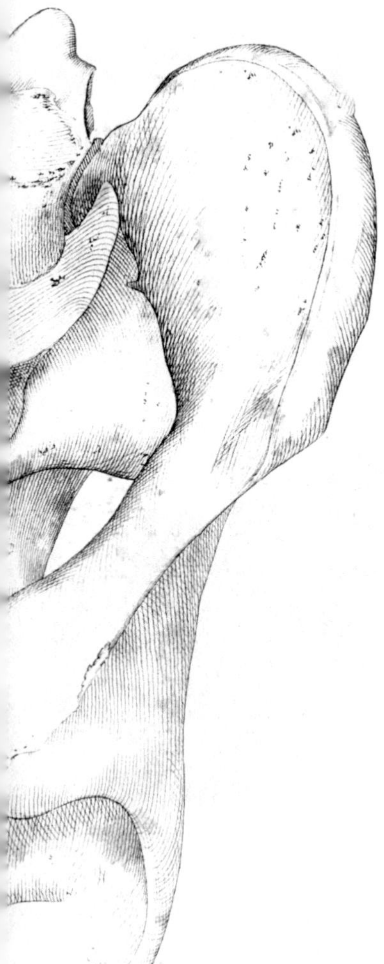

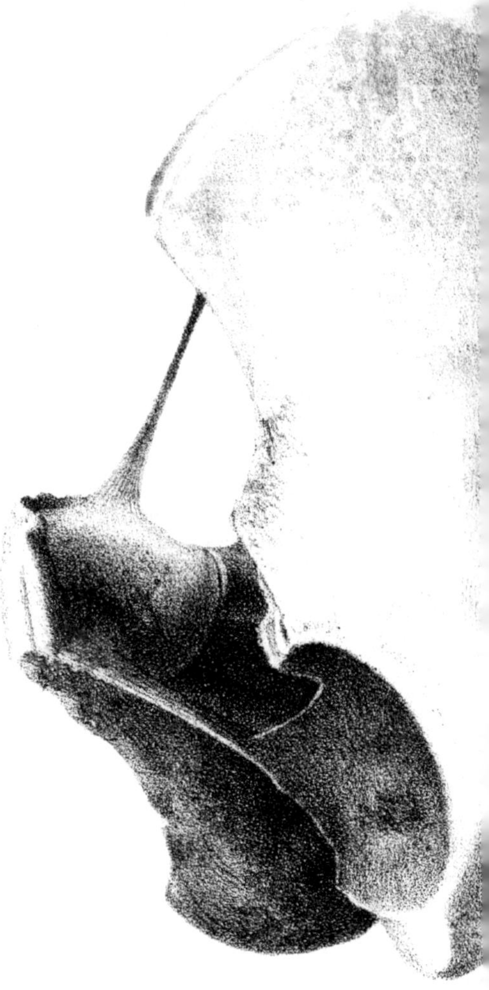

Lith. Anst. v. Ed. Wagner

Tafel II

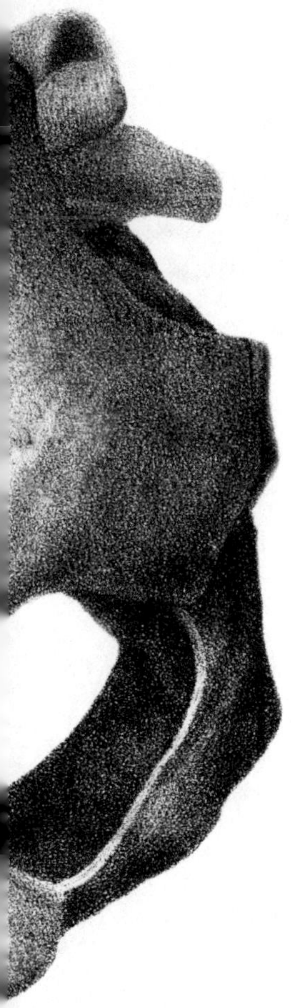

Gez. u. K. Rhar in Giessen.

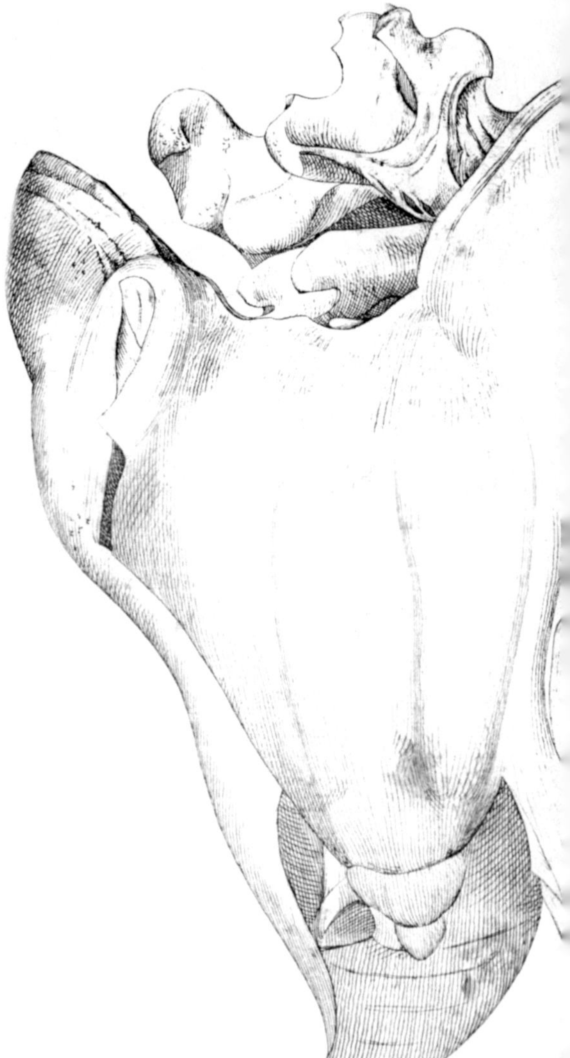

Lith. u. gedr. in d. Lith. Anst. v. Ed. Wagner in Darmstadt.

Tafel. III.

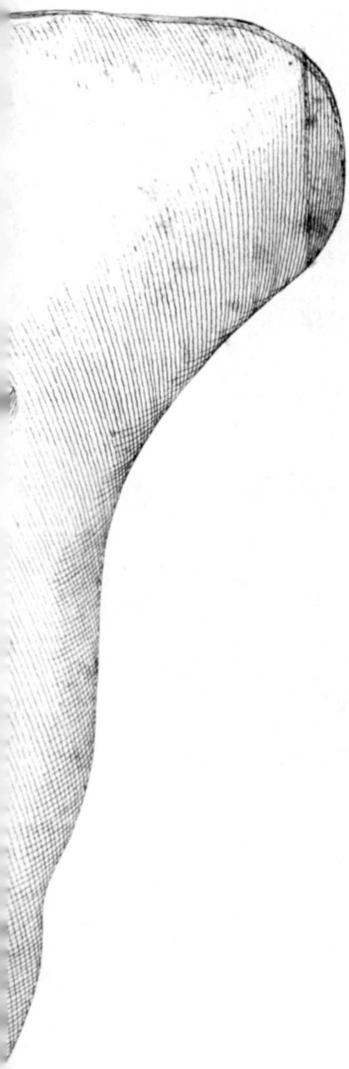

gez. v. H. Rhan in Giessen.

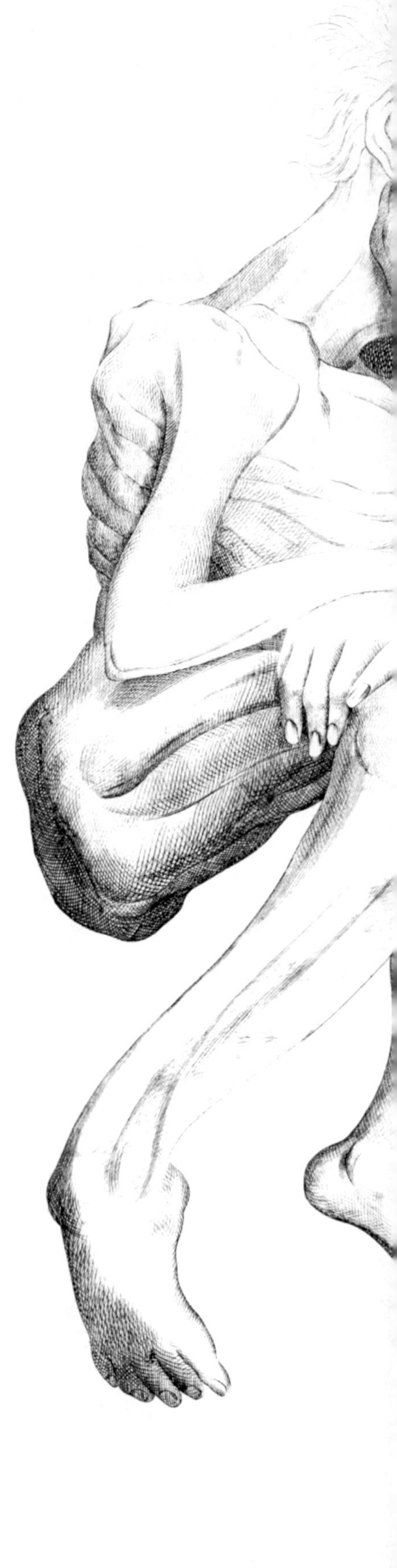

Lith.Anst.v. Ed.Wag

Tafel IV.

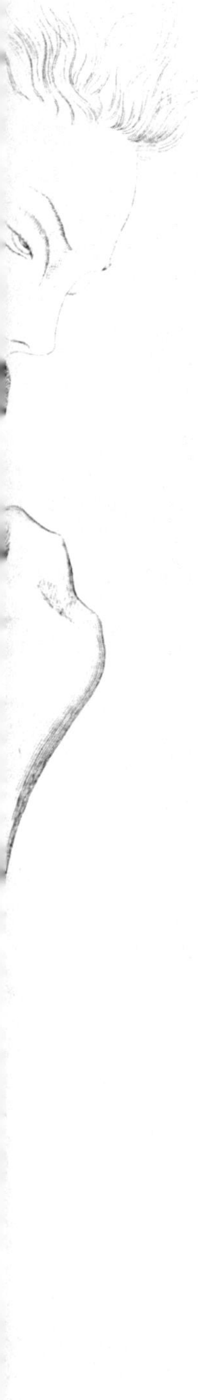

H. Rhan in Giessen

FSC
www.fsc.org
MIX
Papier | Fördert
gute Waldnutzung
FSC® C083411

Zeitfracht Medien GmbH
Ferdinand-Jühlke-Straße 7
99095 Erfurt, Deutschland
produktsicherheit@kolibri360.de